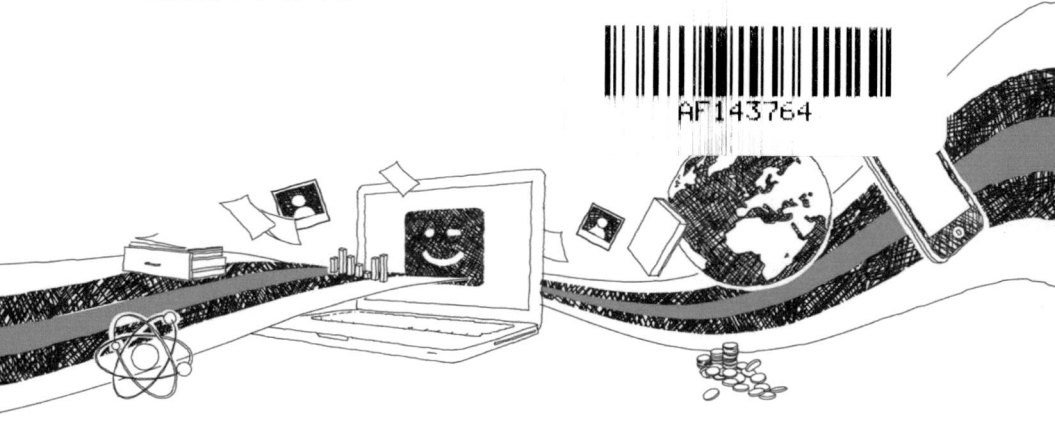
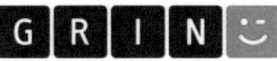

Interprofesionalidad y practica colaborativa de las carreras de tecnologías de la salud

Silvia Georgina de la Torre Castellón

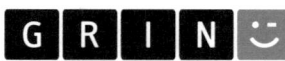

Bibliographic information published by the German National Library:

The German National Library lists this publication in the National Bibliography; detailed bibliographic data are available on the Internet at http://dnb.dnb.de.

ISBN: 9783346888037
This book is also available as an ebook.

© GRIN Publishing GmbH
Trappentreustraße 1
80339 München

Print and binding: Books on Demand GmbH, Norderstedt, Germany
Printed on acid-free paper from responsible sources.

The present work has been carefully prepared. Nevertheless, authors and publishers do not incur liability for the correctness of information, notes, links and advice as well as any printing errors.

GRIN web shop: https://www.grin.com/document/1362727

TITULO: Interprofesionalidad y practica colaborativa de las carreras de tecnologías de la salud, Trabajo Social, Electromedicina, Rehabilitación en salud, Nutrición y dietética con: Actividades para el tratamiento de las estrategias curriculares de Lengua materna e Historia local de Cienfuegos.

Autora:

Lic. Silvia De la Torre Castellón:

Licenciada Traumatología, Lic. Silvia Georgina De la Torre Castellón. Profesora Asistente.

2023

Resumen

El presente trabajo ilustra cómo la utilización de fuentes históricas de la localidad para la enseñanza de la historia local, desde el programa de implementación de las estrategias curriculares para el estudiantado de las carreras de tecnologías en la salud, contribuye a la formación vocacional e integral del tecnólogo en salud. El objetivo es brindar a los docentes y estudiantes de la Educación Superior una propuesta de actividades que tiene como característica esencial la Interprofesionalidad y practica colaborativa, además de constituir una alternativa metodológica para el tratamiento de este contenido a partir del estudio de historia de la localidad activa, dinámica y de una manera de interactuar de los factores. Para los estudiantes la historia ya está dada y con solo comunicarse mediante el teléfono basta, para los profesores ¿Cómo aplico las estrategias curriculares de una manera que no exista presión, ni imposición, pues bien esta es una manera que a nosotros nos a dado muy buen resultado así hay interacción, conversatorios e interés del momento que se está viviendo, educándolos en el conocimiento del comportamiento y la expresión oral en las instituciones no propias del sistema de salud . Palabras clave: Interprofesionalidad, practica colaborativa, historia local, lengua materna, fuentes históricas, educación superior, personalidad histórica.

Introducción

La enseñanza de la historia permite estudiar al hombre en su esencia al analizar ideologías, actitudes y movimientos sociales. Reconstruir el pasado de manera que podamos comprender el presente y edificar un futuro más certero al evitar los errores ya acontecidos, es una de las tantas ventajas del conocimiento histórico, además de la formación del ideal moralizante que cada profesor debe llevar a su alumnado porque:

La disciplina de historia se constituye en la base para una educación moral y de los valores. La historia como lección de vida se afirma en la tradición o en el pasado tradicional y asigna a la historia la función de magistra vitae (Funes, 2010, p. 89)

Sembrar el amor y el entendimiento por su identidad en los estudiantes desde las más tempranas edades es necesidad imperiosa de toda sociedad. El dominio de los acontecimientos que propiciaron el desarrollo de su país y su comunidad, así como los protagonistas de los hechos que marcaron el mundo en que nació, deben formar parte de su juicio cotidiano. Sin embargo, la enseñanza de la historia no debe realizarse de manera mecánica, impositiva, aquí cabe la necesidad de proporcionar un carácter empático de manera que desde la visión del estudiante estos sucesos y personajes tengan sentido común y ganen relevancia para ellos.

La asignatura Historia de Cuba posibilita lograr estos vínculos entre el pasado y el presente; específicamente en los primeros años de la carrera, aunque todas las asignaturas tienen potencialidades para incorporar contenidos que refieran a la historia local en sus disímiles aristas; sin embargo, los docentes no desarrollan todos los potenciales que ofrecen los hechos y aconteceres históricos de la comunidad, debido a la falta de procedimientos metodológicos que le permitan insertar la historia local dentro del sistema de conocimientos de profesión.

La necesidad de poner la enseñanza de la historia local en función de la formación integral de la personalidad del estudiante universitario fomentando a su vez, la interiorización de conocimientos y la formación de valores que se reflejen gradualmente en sus sentimientos, formas de pensar y comportamientos de una parte; la falta de procederes metodológicos que propicien a los docentes su incorporación de este contenido de otra, constituye una contradicción que limita los resultados del proceso. De ahí que este trabajo proponga un grupo de actividades que favorezcan la enseñanza de la historia local en educandos de las diferentes carreras de tecnologías

2

como trabajo Social, Electromedicina, Rehabilitación en salud, Nutrición y Dietética como alternativa metodológica para el tratamiento de este contenido.

Desarrollo: El proceso de enseñanza-aprendizaje de la Historia de Cuba

El papel del profesor es fundamental para lograr efectividad en el aprendizaje de la historia, hecho que exige del profesional, una máxima preparación en el plano científico cultural y metodológico de la enseñanza. Es imprescindible, ante todo, asumir con gran responsabilidad la investigación histórica y la autosuperación, romper con la enseñanza tradicional, sobrepasar los límites de las aulas para enseñar a los estudiantes a descubrir todo cuanto hay en la comunidad y convertirlos en indagadores del entorno.

La enseñanza de la Historia de Cuba, constituye un inagotable caudal para la formación político-ideológica y de los más puros sentimientos y cualidades de la personalidad de los estudiantes universitarios. En tal sentido, el estudio de la historia de nuestro país no solo ilustrar nuestras conciencias, no solo iluminará nuestro pensamiento, sino que el estudio de la historia de nuestro país ayudará a encontrar también una fuente inagotable de heroísmo, una fuente inagotable de espíritu de sacrificio, de espíritu de lucha y de combate (Castro, 1968). Por otro lado, Díaz (2002) expresa al respecto que "Es tarea de la docencia enseñar a descubrir el engranaje interno que existe bajo la diversidad de hechos que se estudian; enseñar a reflexionar sobre el pasado para contribuir a asumir el presente con voluntad transformadora" (p. 3).

En esta investigación se asume la definición que afirma: "el proceso de enseñanza-aprendizaje, es un proceso dinámico de los sujetos en el objeto de aprendizaje y de los sujetos entre sí, que integran acciones dirigidas a la instrucción, al desarrollo y la educación del estudiante" (Rico, 2000, p. 12). Esto es así, pues una de las misiones más importantes que posee la asignatura, es dotar a los estudiantes de los instrumentos necesarios para que sean capaces de interpretar los sucesos y sus causas.

La historia pensada es, ante todo, saber explicar y descifrar el porqué de las cosas, además de propiciar el surgimiento de nuevas interrogantes. El ejercicio del pensar histórico hay que sembrarlo desde las aulas de las universidades, por eso en la actualidad los sistemas educativos contemporáneos propician el desarrollo de la sensibilidad individual, la visión personal y la originalidad; esto quiere decir, que la elaboración de actividades creativas juega un papel primordial en el desarrollo del proceso de enseñanza-aprendizaje.

El contexto universitario debe constituir un lugar esencial para aprender contenidos, pero también un escenario idóneo para que los estudiantes expongan sus ideas y soluciones, o sea, un ambiente participativo. La escuela debe ser, como planteara Martí (1975), "casas de razón donde con guía juiciosa se habituase al niño a desenvolver su propio pensamiento" (p. 81).

La enseñanza de la historia debe lograr entonces, la revelación en cada clase de la moralidad del pueblo, de sus héroes, del valor de sus personalidades y los hechos en que participaron, pero siempre con rasgos cercanos a la vida del escolar, a su conducta cotidiana. Este desafío implica desde nuestra concepción curricular, un aprendizaje que promueva la actuación consiente y activa de los estudiantes en sus diversos contextos.

Esto implica que el aprendizaje estimule procesos lógicos e incite en los estudiantes la búsqueda y valoración de conocimientos, el trabajo independiente y el análisis de los elementos culturales de su comunidad. Convertir el aprendizaje de la historia en un proceso vivo permite comprender y descubrir el origen de la sociedad en que se vive y favorece la interpretación de los hechos, de manera que estos adquieren mayor significado y posibiliten la comprensión de las tradiciones morales y patrióticas. En tal sentido:

Es indispensable potenciar en los educandos la independencia cognoscitiva para que puedan aprender por sí mismos el contenido, sean capaces de autodirigir su aprendizaje y buscar nuevas alternativas, descubriendo ese caudal de conocimientos que necesitan, a partir de una buena orientación por el docente (Rodríguez et al., 2014, p.2).

Bonilla y Pereda (2020) enfatizan en que la enseñanza de la historia local como parte de la historia nacional resulta una prioridad en la actualidad al constituir una fuente esencial para el desarrollo y consolidación de los conocimientos y la formación de sentimientos de pertenencia e identidad. Sobre el tema "Díaz-Canel [presidente cubano] exhortó a detenerse en el análisis de los hechos, pues ahí están nuestras raíces, nuestra esencia, nuestra identidad, de manera que se prioricen actividades de mayor impacto sobre historia local en el proceso de enseñanza-aprendizaje" (Rodríguez, 2018, p. 1).

Las autoras de este trabajo comparten el criterio de que la historia local no es un fin en sí misma, sino un medio que facilita la comprensión de la Historia Nacional pues permite la aproximación del estudiante universitario al hecho que se estudia, propiciando la búsqueda y valoración de los conocimientos y el trabajo independiente. La historia local constituye un medio pedagógico para desarrollar el interés por la Historia nacional, la historia local no es un fin sino un medio pedagógico, un método de trabajo protagónico del estudiante en tecnologías de la salud en la búsqueda de la historia de su pueblo como parte de su país. (Telles, 2020, p. 879)

Teniendo en cuenta además que:

Un factor importante también es saber conectar el desarrollo local con las características regionales, provinciales y nacionales de la coyuntura. De no hacerlo, podrían perderse apoyos y sinergias necesarias para lograr lo que la enseñanza de la historia se propone. (Calvas et al., 2019, p. 194)

Sobre la localidad, apuntamos que es "Un territorio, más o menos extenso, con una población estable, históricamente constituida, con una organización económica, social, política y culturalmente definida, que forma parte y se supedita, de alguna forma, a una estructura mayor, superior, o más compleja" (Acebo, 1991, p.21).

Reyes (1999) refiere como potencialidades para la formación del tecnólogo, que el contenido despierta la motivación por el conocimiento de un micro mundo social con el cual está unido afectivamente, le proporciona placer y emociones al revelar vivencias y sentimientos con los cuales está conectado, despliega la autonomía y desarrolla la capacidad de indagación al utilizar, ajustado a sus condiciones, el andamiaje metodológico de la historia.

Las actividades extracurriculares son determinantes para aprovechar el potencial cultural y axiológico que nos brinda la comunidad, en estrecha relación con el trabajo por el conocimiento de la historia local y como expresarnos y comportarnos en otros medios. Por eso se debe orientar el trabajo con el patrimonio, las tradiciones y costumbres, los museos, los monumentos las tarjas y cuantos medios nos ofrezca el entorno.

Si asocian tan importantes aspectos a la planificación y ejecución de actividades a través de las relaciones intermaterias, si se aprovechan con estilo verdaderamente pedagógico los recursos históricos – locales del municipio, provincia y país se debe primeramente partir de lo que ocurrió en el radio de acción, entonces y de manera más conveniente se puede coincidir en que la historia de la localidad es la raíz y cimiento de la historia Patria y de nuestra lengua materna.

Particularidades de la historia local y la utilización de la lengua materna en el proceso docente educativo de los estudiantes de tecnologías de la salud como estrategia curricular en las carreras Rehabilitación en salud Electromedicina, Trabajo Social en salud, Nutrición y dietética .

El desarrollo de la historia local es un elemento básico de la asignatura ya que en la enseñanza de la historia nacional es el soporte y vínculo imprescindible de la historia local. Para lograr la enseñanza de este contenido las autoras consideran necesario lograr las siguientes habilidades:

- Determinar los objetivos, medios y objeto.
- Observar y analizar.
- Interiorizar mensajes con precisión y manifestación de pensamiento.
- Localizar acontecimientos históricos en el mapa.
- Trabajo con documentos históricos.
- Las diferentes formas de organización que, a juicio de las autoras, posibilitan la vinculación con la sociedad y que contribuyen a la formación de estas habilidades son:
    - El trabajo en el museo donde se tendrán en cuenta las visitas dirigidas o guiadas.
    - El trabajo independiente del estudiante sobre una guía de observación.
    - La clase de historia en el museo.
    - La excursión de temáticas históricas docentes.
    - El trabajo con las tarjas y monumentos.
    - Trabajo en la biblioteca. Seminarios, debates y coloquios.
    - Revisiones bibliográficas en su municipio sobre la historia del mismo.

Señalamos que las actividades de historia que ofrece la literatura actual no presenta lo relacionado con la historia de la localidad, lo que incide negativamente en el aprendizaje de la misma por los estudiantes y para el desarrollo de sus habilidades como futuro profesional de las tecnologías en salud, por lo que el profesor debe analizar con anterioridad el contenido de la historia local, verificar si no aparecen actividades relacionadas con la valoración de hechos y personalidades relevantes de la comunidad o municipio y hacer ajustes en cada unidad, ya que no existe un documento científico con el que cuente el docente para desarrollar sus clases, donde debe de incluir actividades investigativas de carácter histórico para que los estudiantes descubran, indaguen sobre su comunidad y estimular el aprendizaje del contenido histórico, para convertir al estudiante en un sujeto activo capaz de reflexionar, pensar, razonar y poder llegar a conclusiones.

Dentro del tratamiento metodológico de las unidades las autoras consideran importante significar que la historia local no es un fin en el mismo, sino un medio pedagógico para lograr los conocimientos de los hechos, procesos personalidades más significativas de la comunidad, para que se fortalezca la historia nacional y la forma de expresión y comunicación de los estudiantes y profesores. Dentro del plan metodológico del ciclo son insuficientes los temas metodológicos de la enseñanza de la historia local influyendo de forma decisiva en la preparación del docente.

Las actividades que las autoras proponen van precedidas de una preparación para motivar a los alumnos a participar de forma amena, dinámica, creativa y dependiente, que permitan desarrollar el papel protagónico y la participación activa mediante el desarrollo del proceso fuera de las aulas las cuales mantienen otro nivel de formación. Para las mismas se tuvo en cuenta la preparación, orientación, ejecución, control y evaluación de las actividades, las que abordan los diferentes niveles de asimilación y se combinan en ellas lo afectivo, lo cognitivo, lo práctico y lo investigativo. Cada actividad tiene título, objetivo de su aplicación y orientaciones metodológicas sobre la forma de realización aplicando un lenguaje claro, ameno y sencillo como lo demanda nuestra lengua materna.

Propuesta de actividades para fortalecer el conocimiento de la historia local, en los estudiantes de Tecnologías de la salud mediante la mejor utilización de la lengua materna

Actividad #1

Título: Visita al PPU, Policlínico Docente ¨Cecilio Ruiz de Zarate

Objetivo: Identificar al mártir del centro Policlínico Docente ¨Cecilio Ruiz de Zarate el cual lleva el centro su nombre.

Método: Observación, elaboración conjunta.

Medios de enseñanza: Documentos, fotos, gráfica del tiempo.

Forma de organización: colectiva.

Participantes: Estudiantes de las tecnologías, profesores guías de las carreras, profesora de Historia y filosofía y trabajadores del centro

Forma de evaluación: oral

Tiempo: 90 min.

Metodología. Esta actividad se realizará en un turno de reflexión y debate en coordinación con la profesora guía que imparte la asignatura vinculándola con los sistemas de conocimiento relacionadas con las estrategias curriculares implementadas para cada carrera. Se conversa con los estudiantes sobre los lugares más importantes del centro, se hace referencia al área de espera y su importancia, se invita a realizar una visita a la misma donde observarán la biografía del mártir y su foto, diferentes etapas por la que ha transitado el centro haciendo énfasis en la neocolonial y su vinculación con la historia local. Se organiza el grupo de estudiantes para la ejecución de la visita. Se guía la observación, se relatan los principales hechos de la neocolonia ocurridos en la localidad y del trabajo desempeñado por el mártir como médico.

Preguntas para el debate:

1- ¿Conocen ustedes todo lo relacionado con el mártir el cual lleva el centro su nombre?
2- ¿Qué profesión desempeñaba el mismo?
3- ¿Sabían ustedes lo que fue este centro antes del triunfo de la revolución?
4- ¿El símbolo de la escalinata que refiere?

Conclusiones

Se propicia el debate sobre lo observado y lo expuesto por las profesoras de la carrera y de historia teniendo en cuenta el lenguaje utilizado se estimularán los estudiantes más destacados.

Actividad #2

Título. Paseando la historia. El paseo del prado.

Objetivo: Describir lo acontecido en el lugar histórico "Paseo del prado" y familiarizarse con su entorno.

Método: conversación, observación, debate.

Medios de enseñanza: Tarjas, guía de preguntas   , gráfica del tiempo.

Forma de organización: En equipos.

Participantes: Estudiantes, los profesores de las carreras, profesora de Historia-filosofía y personas interesadas

Tiempo: 3 horas

Forma de evaluación: oral

Metodología. Esta actividad se realizará en una tarde en coordinación con los profesores de las carreras, y la profesora de historia y filosofía. Se organiza el grupo de estudiantes y se les da las orientaciones según cada uno de los monumentos y tarjas por las que se transita.

Orientación a los estudiantes

Realizarán una revisión bibliográfica para interactuar y hacer vigente los sucesos ocurridos en estos lugares históricos, donde será imprescindible anotar lo investigado a través de la guía que le proponemos, además tendrás la oportunidad de intercambiar con los lugareños.

Se tendrá en cuenta el lenguaje, la ortografía, la fluidez de la exposición así como la creatividad del estudiante.

Guía

Indaga con las personas cercanas al lugar.

¿Qué hechos históricos sucedieron allí?

Localiza en el mapa el lugar donde ocurrieron.

¿Entre quiénes se desarrolló la entrevista?

¿Cuál fue el objetivo de la entrevista?

¿Qué personas de la localidad participaron?

¿Qué figuras del movimiento estuvieron presentes en este lugar, según los hechos históricos relacionados a través del paso por la historia local?

¿Por qué ustedes creen que fue escogido este lugar?

¿Qué contradicción se les presentó?

¿Qué opinas acerca del internacionalismo proletario llevado a cabo por ¨Tania la Guerrillera¨

¿Por qué el monumento a los estudiantes de medicina?

Ubica en la gráfica del tiempo la fecha de cada uno de los hechos históricos ocurridos

Actividad #3

Título: Mercedes Matamoros nos cuenta su historia.

Objetivo: relatar la historia de la cantante, vida y obra de la misma

Método: observación.

Medios de enseñanza: Bibliografía, fotos, libros, videos

Forma de organización: individual.

Participantes: estudiantes, profesores de las carreras, profesora de historia y filosofía, biblioteca provincial.

Tiempo: 90 min.

Forma de evaluación: oral

Metodología. Esta propuesta se aplicará en los turnos de recreación sana, actividades extracurriculares o la clase de Historia de Cuba, en coordinación con lascoordinadoras (os)de las carreras, con los estudiantes además se realizarán actividades de carácter educativo como: cuidado, limpieza y colocación de ofrendas florales a mártires, héroes o personalidades destacadas; además buscar nuevas informaciones sobre la tarja y el lugar histórico visitado

Acciones a desarrollar.

Los profesores se trasladan con el grupo de estudiantes hacia el lugar histórico, allí se desarrolla la parte correspondiente a la expresión oral.

Se orienta observar detenidamente el estado de conservación del lugar, características del terreno, el contenido de la tarja, los tipos de árboles que hay y la guía para el trabajo independiente.

Se controlará que todos los estudiantes participen de forma activa sentados alrededor del lugar histórico. Se localiza en el mapa el lugar y se ubica en la gráfica del tiempo la fecha. Luego entregará una hoja de trabajo para que redacten un texto descriptivo a partir del borrador elaborado.

<u>Guía:</u>

¿Dónde nació la autora?

¿Dónde vivió?

¿En qué fecha y lugar ocurrió su primera actuación?

Actividad #4

Titulo. Rutas y andares. Museo BOULEVAR

Objetivo. Observar y describir la instalación del museo para una cultura general integral

Método. Observación

Medios de enseñanza: Objetos museables, fotos

Forma de organización: En equipo

Tiempo. 60 m

Participantes: Curadora del museo, Profesores de las carreras, profesora de historia, las (os) estudiantes

Metodología. Esta actividad se aplicará en los turnos de reflexión y debate de temas libres o en recreación sana, actividades extracurriculares vinculándola con los contenidos de las asignaturas de Historia de Cuba. Se organizó el grupo en seis equipos con seis integrantes cada uno, al realizar el debate cada equipo realizará la exposición teniendo en cuenta la guía orientada. Para la visita dirigida por el guía del museo, con el cual se ha coordinado previamente los objetivos

- Formular los objetivos a lograr por los estudiantes y relacionarles los exponentes museables objeto de su observación con otros conocimientos históricos ya estudiado y los que van a estudiar en la conferencia de Historia.

- El acento de la actividad en el museo debe ser la adecuada dirección de la observación.
- La palabra del guía debe servir para revelar lo esencial de lo que observa, para que el estudiante saque partido eficiente como fuente del conocimiento histórico y no convertirse en una disertación con apoyo visual.
- Es conveniente estimular las preguntas y los comentarios de los estudiantes sobre lo observado, se debe conceder el tiempo necesario para hacer anotaciones y atender las diferencias individuales.

Actividad #5

Título. Encuentro con la historia. El palacio Ferrer.

Objetivo: observar detenidamente las diferentes instalaciones del palacio para fortalecer los conocimientos históricos sobre la localidad.

Método: observación.

Medios de enseñanza: objetos museables, mapas, fotos .

Forma de organización: En equipos.

Tiempo: 90 minutos

Participantes: Profesores de las carreras, profesora de historia, el guía del museo, la los estudiantes

Metodología. Esta actividad se aplicará fuera del horario docente en los turnos de recreación sana, actividades extracurriculares y fines de semana vinculándola con los contenidos de las asignaturas de Historia de Cuba. Se organizó el grupo en cuatro equipos con cinco integrantes cada uno, al realizar el debate cada equipo realizará la exposición teniendo en cuenta la guía orientada. Para la visita dirigida por el guía del museo, con el cual se ha coordinado previamente los objetivos, es necesario:

- Formular los objetivos a lograr por los estudiantes y relacionarles los exponentes museables objeto de su observación con otros conocimientos históricos ya estudiado y los que van a estudiar en la conferencia.
- El acento de la actividad en el museo debe ser la adecuada dirección de la observación.
- La palabra del guía debe servir para revelar lo esencial de lo que observa, para que el estudiante saque partido eficiente como fuente del conocimiento histórico y no convertirse en una disertación con apoyo visual.
- Es conveniente estimular las preguntas y los comentarios de los estudiantes sobre lo observado, se debe conceder el tiempo necesario para hacer anotaciones y atender las diferencias individuales.

Preguntas para el debate:

¿Qué lugar histórico visitaron?

¿Por qué es considerado como un lugar histórico?

¿Con cuántas salas cuenta el museo y qué contiene cada una de ellas?

¿Qué objeto museables les llamó más la atención? ¿Por qué?

¿Qué pueden decir sobre la personalidad histórica que representa este lugar?

¿Qué otros sitios históricos de la localidad tienen relación con esta personalidad?

¿Qué otro hecho histórico aconteció en este lugar?

Localiza en el mapa de la localidad el lugar donde se encuentra el museo.

Redacta un texto narrativo con elementos descriptivos sobre lo observado en el museo.

Conclusiones. La actividad concluirá con un coloquio donde los estudiantes expongan sus experiencias.

Actividad #6

Título. Entrevista a personalidades de la localidad.

Objetivo: valorar mediante este testimonio la participación del entrevistado

Los estudiantes tendrán un intercambio con la personalidad entrevistada

- ¿Qué lo motivó a incorporarse al estudio dela historia?
- ¿Qué actividades realizó?
- Mencione otros personajes históricos de la localidad o fuera de ella con los que usted se relacionó.
- ¿Puede relatar alguna anécdota?
- ¿Qué mensaje puede darnos a los estudiantes?

Metodología. Se reúnen en el parque y allí entrevistan a lapersonalidad. Esta actividad será orientada con varios días de antelación, los estudiantes estarán divididos por equipos, donde realizarán la preparación previa del entrevistado ypara profundizar en el contenido relacionado al testimonio y anécdota. Se reúnen en el departamento, los estudiantes, profesores de las carreras y de historia y el entrevistado, donde va a realizar un relato sobre los hechos y personalidades que participaron en su vida y al concluir narrará la anécdota a los estudiantes quedando evidencias fotográficas y videos del momento histórico.

Conclusiones.

Los estudiantes expresarán sus criterios y valoraciones en equipos demostrando los conocimientos adquiridos durante la actividad.

Actividad #7

Titulo. Resumiendo, sobre lo aprendido. Podcasts

Objetivo: Elaborar diferentes textos sobre lo aprendido sobre la historia local

Metodología. Esta propuesta se aplicará como tarea investigativa para recopilar información sobre la historia local a través de las acciones desarrolladas en las actividades anteriores y se coordinará con los profesores de Computación, para que los alumnos creen sus propias carpetas con las diferentes fichas históricas y las utilicen en la asignatura Historia de Cuba.

Acciones de los estudiantes

Recopila toda la información que obtuviste a través de las acciones desarrolladas en las actividades anteriores para así conformar tu carpeta de la localidad.

Crea una carpeta en la computadora con estas informaciones para ser utilizadas en la asignatura de Historia de Cuba.

Conclusiones

Esta actividad constituye una de la más importante ya que los estudiantes serán capaces de redactar todo lo aprendido, servirá como material de consulta para todo el claustro.

CONCLUSIONES

Como resultado de la aplicación del conjunto de actividades diseñadas y concebidas sobre las bases psicológicas, pedagógicas y sociológicas, y a través del análisis de los resultados de los instrumentos aplicados, se pudo constatar su efectividad en la práctica educativa.

- Se logró la Interprofesionalidad y la práctica colaborativa para implementar las estrategias curriculares de una forma más dinámica y menos rígida entre las carreras de tecnologías.
- Se logró un incremento de la motivación hacia la asignatura lo que condujo a una mayor solidez de los conocimientos, demostrando los estudiantes un alto nivel de independencia, permitiéndoles así reflexionar en la búsqueda de los elementos necesarios y el establecimiento de una lógica adecuada en acciones para lograr el objetivo propuesto.
- Se produjo una mayor interacción de la historia nacional con la local, propiciando un acercamiento a la historia del barrio
- Se logró fortalecer entre los estudiantes y el claustro valores como la solidaridad, compañerismo, amor a la patria y a nuestros héroes.
- Se logró trabajar lo temporal y espacial de una manera creadora entre los estudiantes.

Bibliografía

- Addine Fernández, F.(2007).((2da.ed.). Didáctica: teoría y práctica. La Habana Pueblo Y Educación.
- Batista García, G.(2001). Compendio Pedagogía. La Habana: Pueblo y Educación.
- Cuba, Ministerio de Educación. (2009). Seminario Nacional de preparación del curso escolar 2009-20010. La Habana: Pueblo y Educación.
- Díaz Pendás, H. (2001). Historia de Cuba. Temas metodológicos para maestros primarios. La Habana: Pueblo y Educación.
- Díaz Pendás, H. (2007). Objetivo y contenidos de la enseñanza de la Historia. La Habana: Pueblo y Educación.
- Díaz Pendás, H. (2007). Una importante razón de ser. Educación, # 100,
- Díaz Pendás, H. (2008). Notas sobre la enseñanza de la Historia de Cuba La Habana: Pueblo y Educación.
- Ejamio Expósito, S. (2005). Historia de la Revolución Cubana entre 1961 y 1975: 2da parte. La Habana: Félix Varela.
- F. Jevey y J. I. Reyes (2001) Historia personal y familiar en el currículo de la escuela primaria; ___ Las Tunas. CDIP ISP Pepito Tey
- Falcón, C. (2001). Temas metodológicos de Historia. La Habana: Pueblo y Educación.
- Fariñas, G. (2004). Maestro, para una didáctica del aprender a aprender". La Habana:. Pueblo y Educación.
- González Rey, F. (1989). La personalidad, su educación y desarrollo. La Habana: Pueblo y Educación.
- Guzmán de Armas, L. (2003). Temas metodológicos de Historia de Cuba para maestros primarios. La Habana: Pueblo y Educación.
- Labarrere, G y Valdivia G. (1988). Pedagogía. La Habana: Pueblo y Educación.
- Leal García, H. (2002). Pensar, reflexionar y sentir las clases de Historia. La Habana: Pueblo y Educación.
- López Hurtado, J. (2001). (2da.ed.). Temas de psicología pedagógica para maestros. La Habana: Pueblo y Educación.
- Marina, R. (1997). Hacia un Currículo integral y contextualizado. La Habana: Academia.

- Nereida Pérez, S. (1974). Metodología de la enseñanza de la Historia. La Habana: Pueblo y Educación.
- Nocedo de León, I. (2001). Metodología de la investigación educacional: 2da parte. La Habana: Pueblo y Educación.
- Revista *Cuba Socialista*, No. 46, enero-marzo: La Habana: Pueblo y Educación.